Generis

PUBLISHING

MILIARIA CRISTALINA

Jorge Sánchez Melús
Luz Divina Mata Crespo
Paula Refusta Ainaga

Title: **MILIARIA CRISTALINA**

ISBN: 979-8-89248-772-6

Author:Jorge Sánchez Melús, Luz Divina Mata Crespo,Paula Refusta Ainaga

Cover image: www.pixabay.com

Publisher: Generis Publishing
Online orders: www.generis-publishing.com
Contact email: info@generis-publishing.com

MILIARIA CRISTALINA

ÍNDICE

DEDICATORIA

A la Medicina pasada las 12 de la noche y a Calatayud que tanto nos ha enseñado.

Capítulo 1 - Introducción: La Dermatología en la Medicina Familiar y Comunitaria

La Dermatología como Especialidad Médica

La Dermatología es una rama de la medicina que se enfoca en el diagnóstico, tratamiento y prevención de enfermedades de la piel, cabello, uñas y mucosas. Si bien las condiciones cutáneas son a menudo percibidas como menos graves en comparación con otras patologías sistémicas, la Dermatología es crucial no solo para abordar problemas estéticos, sino también para prevenir complicaciones graves y mejorar la calidad de vida de los pacientes.

La piel, siendo el órgano más grande del cuerpo humano, sirve como la primera barrera de defensa contra agresores externos, como microorganismos, radiación ultravioleta (UV) y lesiones físicas. Además, la piel es un reflejo visible de muchas enfermedades internas, lo que convierte a la Dermatología en una especialidad integral tanto en el diagnóstico como en la vigilancia de enfermedades sistémicas. En este sentido, los dermatólogos desempeñan un papel fundamental en la detección temprana de condiciones como el cáncer de piel, las infecciones cutáneas y las enfermedades autoinmunes, que pueden tener consecuencias graves si no se tratan de manera oportuna.

La Dermatología se divide en varias subespecialidades, tales como la dermatología pediátrica, la dermatología quirúrgica, la dermatología cosmética y la dermatología oncológica. Cada una de estas áreas permite a los profesionales ofrecer atención altamente especializada para una variedad de condiciones cutáneas, desde enfermedades comunes como el acné hasta patologías graves como el melanoma.

Relevancia de la Dermatología en la Medicina Familiar y Comunitaria

La Medicina Familiar y Comunitaria (MFC) es una especialidad médica centrada en la atención integral de la salud de individuos y familias a lo largo de todas las etapas de la vida. Esta especialidad tiene como principal objetivo proporcionar atención médica continua y personalizada, abordando tanto problemas agudos como crónicos, con un enfoque preventivo y de promoción de la salud.

En este contexto, la Dermatología es una parte fundamental de la MFC debido a la alta prevalencia de problemas dermatológicos que enfrentan los pacientes en la atención primaria. Enfermedades de la piel como el acné, la dermatitis atópica, las infecciones cutáneas y las reacciones alérgicas son algunas de las condiciones más comunes que los médicos de familia enfrentan en su consulta diaria. Además, los dermatólogos de atención primaria tienen la responsabilidad de detectar condiciones graves en sus etapas iniciales, como el cáncer de piel, y derivar a los pacientes para una evaluación especializada.

Frecuencia de los Problemas Dermatológicos en Atención Primaria

Las enfermedades dermatológicas son la causa de una significativa proporción de las consultas en la medicina primaria. Según diversos estudios, alrededor del 30% de las consultas en atención primaria están relacionadas con problemas cutáneos. Dentro de estas consultas, las afecciones más comunes incluyen:

- Dermatitis y eczema (incluyendo la dermatitis atópica, que afecta principalmente a niños),
- Acné, especialmente en adolescentes y adultos jóvenes,
- Infecciones cutáneas, como impétigo o tiña,
- Cáncer de piel, como el melanoma y los carcinomas basocelulares y espinocelulares,
- Alergias cutáneas y reacciones a medicamentos,
- Lesiones benignas, como verrugas y lunares, que requieren monitoreo y, en algunos casos, extirpación.

El hecho de que los problemas dermatológicos sean tan frecuentes en la consulta primaria subraya la necesidad de que los médicos de familia tengan una sólida comprensión de la Dermatología. La habilidad para reconocer las patologías dermatológicas comunes y, en algunos casos, realizar tratamientos iniciales o derivados, es crucial para proporcionar una atención médica de calidad.

El Rol del Médico de Familia en el Manejo Dermatológico

El médico de familia debe estar capacitado para abordar una amplia gama de afecciones dermatológicas que afectan a sus pacientes, desde trastornos de la piel comunes hasta patologías más complejas que requieren la intervención de un dermatólogo. El papel de la Medicina Familiar y Comunitaria es esencial en la prevención, detección temprana y manejo inicial de muchas enfermedades dermatológicas.

1. Prevención:
   La Medicina Familiar desempeña un papel preventivo clave en el cuidado de la piel. Esto incluye la educación de los pacientes sobre la protección solar para prevenir el cáncer de piel, la prevención de infecciones cutáneas, y el manejo de condiciones como la psoriasis o la dermatitis atópica mediante el control de los factores desencadenantes.
2. Detección Temprana: El médico de familia también tiene la responsabilidad de realizar evaluaciones regulares de la piel de sus pacientes, especialmente en grupos de riesgo. Esto incluye la observación de lesiones cutáneas sospechosas de cáncer de piel, como los melanomas, que son más tratables cuando se detectan en etapas tempranas. De hecho, la dermatología preventiva se ha convertido en un aspecto fundamental de la Medicina Familiar, ya que el diagnóstico temprano puede salvar vidas.
3. Manejo Inicial y Derivación: El tratamiento inicial de muchas afecciones dermatológicas, como las infecciones cutáneas menores, las quemaduras solares o las reacciones alérgicas, se realiza comúnmente en la consulta de Medicina Familiar. Sin embargo, cuando se presentan condiciones más graves o complejas, como lesiones sospechosas de malignidad o enfermedades dermatológicas que requieren un tratamiento especializado, el médico de familia tiene la responsabilidad de derivar a los pacientes a un dermatólogo. Esta derivación oportuna es clave para asegurar un tratamiento adecuado y evitar complicaciones a largo plazo.
4. Tratamiento Continuo: En algunos casos, el médico de familia se encarga del seguimiento y el tratamiento a largo plazo de afecciones crónicas de la piel, como la psoriasis o el acné, manteniendo una relación de continuidad con el paciente. Esto es especialmente importante para aquellos pacientes que no tienen acceso inmediato a dermatólogos especializados, ya que la atención primaria sirve como el primer punto de contacto para la atención médica continua.

Desafíos para los Médicos de Familia en la Dermatología

A pesar de su importancia, muchos médicos de familia enfrentan varios desafíos a la hora de manejar problemas dermatológicos. La falta de formación especializada en dermatología durante la formación básica de Medicina Familiar y Comunitaria puede dificultar la capacidad de los médicos para manejar todas las afecciones dermatológicas con la misma competencia que otras patologías. Esto puede llevar a diagnósticos erróneos o tardíos, particularmente en el caso de enfermedades raras o complejas.

La limitación de tiempo en la consulta médica también es un factor que afecta la calidad de la atención dermatológica en la atención primaria. Muchas veces, los problemas dermatológicos son tratados de manera superficial debido a la presión del tiempo o la falta de recursos para realizar pruebas diagnósticas, como biopsias de piel o análisis histopatológicos. Este desafío puede ser superado mediante la formación continua en Dermatología y la colaboración estrecha entre los médicos de familia y los dermatólogos.

La Colaboración entre Dermatología y Medicina Familiar

La colaboración estrecha entre dermatólogos y médicos de familia es esencial para proporcionar una atención de calidad a los pacientes. Los dermatólogos pueden desempeñar un papel fundamental en la formación de médicos de familia a través de programas de educación continuada, talleres y jornadas de actualización. Asimismo, los dermatólogos pueden ofrecer consultas y asesoramiento a los médicos de atención primaria para ayudarles a tomar decisiones informadas sobre el tratamiento y manejo de condiciones dermatológicas.

Además, la teledermatología está emergiendo como una herramienta útil en la Medicina Familiar, especialmente en áreas rurales o en contextos donde los recursos son limitados. Este enfoque permite que los médicos de familia compartan imágenes de lesiones cutáneas con dermatólogos a distancia, facilitando el diagnóstico y la gestión de problemas dermatológicos sin la necesidad de derivar al paciente a una consulta presencial.

Conclusión

La Dermatología es una especialidad médica vital que afecta a un gran número de personas en su vida diaria. Su conexión con la Medicina Familiar y Comunitaria es crucial, ya que permite abordar las afecciones dermatológicas desde un enfoque integral, preventivo y de primer contacto. Aunque existen desafíos en cuanto a la formación y los recursos disponibles, la colaboración interdisciplinaria y el compromiso con la educación continua permitirán a los médicos de familia proporcionar una atención de calidad a sus pacientes, mejorando los resultados en la salud dermatológica y general.

Capítulo 2: Lesiones dermatológicas elementales

Introducción

Las lesiones dermatológicas elementales son la base para el diagnóstico de las diversas enfermedades de la piel. Estas lesiones son manifestaciones visibles que, cuando se observan y se describen con precisión, proporcionan al dermatólogo y al médico de atención primaria información crucial para determinar el diagnóstico correcto. Al describir una lesión cutánea, se debe tener en cuenta su **morfología**, **tamaño**, **color**, **localización** y **evolución**. El reconocimiento y la clasificación de las lesiones dermatológicas elementales forman parte esencial de la evaluación clínica de los pacientes con problemas cutáneos.

En la práctica clínica diaria, la habilidad para identificar las lesiones elementales permite identificar una amplia gama de afecciones, desde las benignas, como el acné, hasta las graves, como los melanomas. Por esta razón, un entendimiento claro y preciso de las lesiones dermatológicas elementales es fundamental para todo médico, ya sea especialista o de atención primaria.

Clasificación de las Lesiones Dermatológicas Elementales

Las lesiones dermatológicas elementales se clasifican principalmente en **primarias** y **secundarias**, dependiendo de su origen y evolución. Las **lesiones primarias** son las que se desarrollan de manera directa sobre una piel sana, mientras que las **secundarias** resultan de la evolución o la modificación de lesiones primarias. A continuación, se describen las lesiones primarias más comunes:

1. Mácula

Una **mácula** es una lesión plana, de tamaño variable, que se diferencia del resto de la piel debido a una alteración en su color. Suelen ser de color rojizo, marrón o hipopigmentada. No se sienten al tacto, ya que no hay elevación sobre la piel. Las máculas son causadas por alteraciones en los vasos sanguíneos o la pigmentación de la piel.

Ejemplos de patologías asociadas:

- **Léntigo**: mácula pigmentada benigna.
- **Vitiligo**: pérdida de pigmentación de la piel.
- **Eritema**: enrojecimiento debido a la dilatación de los vasos sanguíneos.

2. Pápula

Una **pápula** es una lesión sólida, pequeña y elevada de menos de 1 cm de diámetro. A menudo tiene una textura más firme que la piel circundante. Las pápulas pueden tener diferentes colores, dependiendo de la causa subyacente, y pueden ser de color rojo, rosado o marrón.

Ejemplos de patologías asociadas:

- **Acné vulgar**: lesiones inflamatorias de las glándulas sebáceas.
- **Dermatitis atópica**: pápulas pruriginosas.
- **Verrugas**: pequeñas pápulas causadas por el virus del papiloma humano (VPH).

3. Nódulo

El **nódulo** es una lesión sólida y elevada, más grande que la pápula, que alcanza tamaños superiores a 1 cm de diámetro. Los nódulos son de consistencia firme o elástica, y se pueden encontrar en cualquier capa de la piel. A veces, los nódulos pueden ser dolorosos o móviles dependiendo de su ubicación y la afección subyacente.

Ejemplos de patologías asociadas:

- **Quistes sebáceos**: nódulos benignos causados por la acumulación de sebo.
- **Lipomas**: formaciones benignas de tejido graso.
- **Melanoma**: un tipo de cáncer de piel que puede presentar nódulos.

4. Vesícula

Una **vesícula** es una lesión pequeña, de menos de 1 cm de diámetro, que contiene líquido seroso. Las vesículas son generalmente transparentes, y pueden ser causadas por diversas afecciones que afectan las capas superficiales de la piel. La ruptura de las vesículas produce úlceras o costras.

Ejemplos de patologías asociadas:

- **Varicela**: una enfermedad viral que se presenta con múltiples vesículas en la piel.
- **Herpes simple**: formación de vesículas dolorosas y pruriginosas.

5. Ampolla

La **ampolla** es una lesión similar a la vesícula, pero de mayor tamaño (superior a 1 cm). Está llena de líquido, generalmente claro, aunque puede contener sangre o pus si está infectada. Las ampollas son más propensas a romperse, y la ruptura puede provocar la formación de una úlcera.

Ejemplos de patologías asociadas:

- **Quemaduras**: las quemaduras de segundo grado suelen generar ampollas.
- **Pemphigus vulgaris**: una enfermedad autoinmune que causa la formación de ampollas.

6. Pústula

La **pústula** es una lesión elevada que contiene pus. Es de forma redonda u ovalada y puede variar en tamaño. Las pústulas son un signo clásico de inflamación e infección en la piel.

Ejemplos de patologías asociadas:

- **Acné pustuloso**: lesión inflamatoria caracterizada por pápulas y pústulas.
- **Foliculitis**: infección del folículo piloso que produce pápulas con pus.

7. Placa

La **placa** es una lesión cutánea elevada y extensa, que a menudo resulta de la fusión de pápulas o nódulos. Suelen ser superficiales, de bordes bien definidos y pueden tener una forma redonda o irregular. Las placas a menudo tienen un aspecto escamoso o rugoso.

Ejemplos de patologías asociadas:

- **Psoriasis**: placas eritematosas cubiertas por escamas blancas.
- **Dermatitis crónica**: engrosamiento de la piel que forma placas.

8. Telangiectasia

La **telangiectasia** son pequeñas dilataciones de los vasos sanguíneos que se pueden observar a simple vista como pequeñas líneas rojas o azules. Estas lesiones no son dolorosas, pero pueden ser un signo de una afección subyacente.

Ejemplos de patologías asociadas:

- **Rosácea**: dilatación de vasos sanguíneos en la cara.
- **Cirrosis hepática**: puede causar telangiectasias en la piel.

Lesiones Dermatológicas Secundarias

Las lesiones secundarias son aquellas que resultan de la evolución de las lesiones primarias o de la manipulación de las mismas. Estas lesiones incluyen cambios en la piel provocados por rascarse, infectarse o cicatrizarse.

1. Escara

La **escara** es una costra gruesa y seca que se forma cuando los exudados de una lesión cutánea se secan. Esto es común en heridas que no se curan correctamente, como úlceras por presión o quemaduras graves.

Ejemplos de patologías asociadas:

- **Úlceras por presión**: escaras formadas debido a la presión prolongada en la piel.
- **Quemaduras de segundo grado**: las zonas quemadas se cubren con escaras.

2. Costra

La **costra** es una capa seca que se forma en la superficie de una lesión cuando el exudado (líquido, sangre o pus) se seca. Las costras son comúnmente observadas en infecciones o lesiones traumáticas.

Ejemplos de patologías asociadas:

- **Impetigo**: infección bacteriana superficial que forma costras amarillentas.
- **Varicela**: las vesículas que se rompen forman costras.

3. Atrofia

La **atrofia** es el adelgazamiento de la piel, que puede ser debido a la pérdida de colágeno y elastina. Se observa como un área más fina o translúcida que la piel circundante.

Ejemplos de patologías asociadas:

- **Cicatrices atróficas**: cicatrices que se ven hundidas o descoloridas.
- **Dermatitis crónica**: puede provocar adelgazamiento de la epidermis.

4. Úlcera

Una **úlcera** es una pérdida de sustancia de la piel que involucra todas las capas de la dermis y puede incluso llegar a afectar la hipodermis. La úlcera generalmente se asocia con infecciones o con enfermedades crónicas que comprometen la circulación.
Ejemplos de patologías asociadas:

- **Úlceras venosas**: relacionadas con insuficiencia venosa crónica.
- **Diabetes mellitus**: puede causar úlceras diabéticas en los pies.

Conclusión

El reconocimiento y la correcta descripción de las lesiones dermatológicas elementales son esenciales para el diagnóstico y tratamiento de diversas enfermedades de la piel. Cada tipo de lesión tiene características específicas que deben ser observadas y registradas con detalle para guiar la evaluación clínica. A través del conocimiento de las lesiones primarias y secundarias, los médicos de atención primaria y los dermatólogos pueden formular diagnósticos precisos, aplicar tratamientos adecuados y, en muchos casos, derivar a los pacientes a especialistas cuando sea necesario.

Capítulo 3: Presentación Clínica de la Miliaria Cristalina

Epidemiología

La miliaria cristalina es una condición frecuente en climas cálidos y húmedos, afectando tanto a poblaciones pediátricas como adultas. Estudios epidemiológicos han demostrado que su prevalencia puede alcanzar hasta el 30% en áreas tropicales, especialmente durante las estaciones de verano o en regiones con poca ventilación natural.

En neonatos y lactantes, la miliaria cristalina es particularmente común debido a la inmadurez de sus glándulas sudoríparas y su incapacidad para regular eficazmente la temperatura corporal. Esta susceptibilidad aumenta en entornos con prácticas culturales que promueven el sobreabrigo o el uso de mantas gruesas.

En adultos, la prevalencia aumenta en situaciones laborales que implican exposición prolongada al calor y la humedad, como trabajadores agrícolas, mineros, y personal militar. También se reportan casos frecuentes en personas que practican deportes intensivos en climas calurosos, como corredores de larga distancia o jugadores de fútbol.

Patogénesis

La miliaria cristalina se desarrolla por un mecanismo patológico directo:

1. **Obstrucción ductal:** La acumulación de queratina en el estrato córneo bloquea los conductos ecrinos.
2. **Acumulación de sudor:** El sudor queda atrapado en el epitelio, formando vesículas superficiales.
3. **Fragilidad estructural:** Las vesículas, al estar muy superficiales, se rompen fácilmente, lo que explica la descamación leve posterior.

La obstrucción puede ser inducida por factores extrínsecos (calor, cosméticos) o intrínsecos (hiperhidrosis, fiebre prolongada). A diferencia de la miliaria rubra, no se observa inflamación, lo que contribuye a su apariencia clínica distinta.

Estudios recientes:

Investigaciones recientes con microscopía electrónica han confirmado que los conductos sudoríparos involucrados en la miliaria cristalina muestran alteraciones en la cohesión de las células epiteliales, favoreciendo el desarrollo de las vesículas.

Manifestaciones Clínicas

Presentación Típica:

- **Forma y tamaño:** Vesículas diminutas (<2 mm), claras o translúcidas.
- **Distribución:** Áreas de mayor oclusión como el tronco, cuello y pliegues. En neonatos, se observa con frecuencia en la cabeza, cuello y región superior del tórax.
- **Síntomas:** Generalmente asintomática, aunque algunos pacientes reportan leve picazón o incomodidad debido a la sensación de humedad en la piel.

Ejemplo 1:

Un trabajador de la construcción de 35 años consulta por aparición repentina de vesículas en el pecho y espalda tras una semana de intenso trabajo en condiciones calurosas. Las lesiones son indoloras y se resuelven espontáneamente en 48 horas tras medidas de enfriamiento y descanso.

Variaciones Clínicas:

En algunos casos, las vesículas pueden presentarse agrupadas, simulando un patrón de distribución uniforme que recuerda a las lesiones de enfermedades vesiculosas virales. Es importante considerar esta variación para evitar diagnósticos erróneos.

Complicaciones y Casos Atípicos

Aunque la miliaria cristalina es benigna, pueden surgir complicaciones en ciertos contextos:

1. **Infecciones secundarias:** El rompimiento de las vesículas puede facilitar la entrada de bacterias. *Staphylococcus aureus* y *Streptococcus pyogenes* son patógenos comunes en casos de pioderma asociado.
2. **Evolución a miliaria rubra:** Si el entorno caluroso persiste, las glándulas sudoríparas más profundas pueden obstruirse, llevando a una respuesta inflamatoria.
3. **Persistencia en climas tropicales:** En regiones sin acceso a métodos de enfriamiento, las recurrencias frecuentes pueden impactar la calidad de vida.

Ejemplo 2:

Un paciente inmunocomprometido con miliaria cristalina desarrolla una infección secundaria, manifestada como eritema y pus en la zona afectada. El tratamiento con antibióticos tópicos y medidas de higiene resolvió el cuadro en 10 días.

Factores Predisponentes

La miliaria cristalina tiene múltiples factores desencadenantes:

- **Climáticos:** Altas temperaturas y humedad relativa.
- **Fisiológicos:** Lactancia, hiperhidrosis, fiebre prolongada.
- **Ambientales:** Uso de ropa ajustada o no transpirable.
- **Cosméticos:** Aplicación de productos oclusivos como aceites o maquillajes pesados.

Estudios de Casos:

Un análisis retrospectivo de 120 pacientes mostró que el uso de ropa sintética durante actividades deportivas fue un factor de riesgo clave en el 60% de los casos de miliaria cristalina en adultos.

Diagnóstico Clínico

El diagnóstico se basa en:

1. **Historia clínica detallada:** Relación temporal con exposición al calor.
2. **Examen físico:** Identificación de vesículas translúcidas sin inflamación.
3. **Métodos auxiliares (opcional):**
   - Dermatoscopia: Vesículas brillantes, uniformes y superficiales.

- Biopsia (en casos dudosos): Revela conductos obstruidos y acumulación de sudor en la epidermis superficial.

Errores Comunes:

Un diagnóstico diferencial erróneo con varicela o dermatitis ampollar puede llevar a tratamientos innecesarios. La miliaria cristalina se diferencia por la ausencia de fiebre, inflamación, o dolor asociado.

Conclusión:

La presentación clínica de la miliaria cristalina es típica y fácil de reconocer. Su manejo temprano y adecuado previene complicaciones y asegura la pronta resolución del cuadro. Sin embargo, el entendimiento de sus factores predisponentes es crucial para evitar recurrencias.

Consideraciones Visuales:

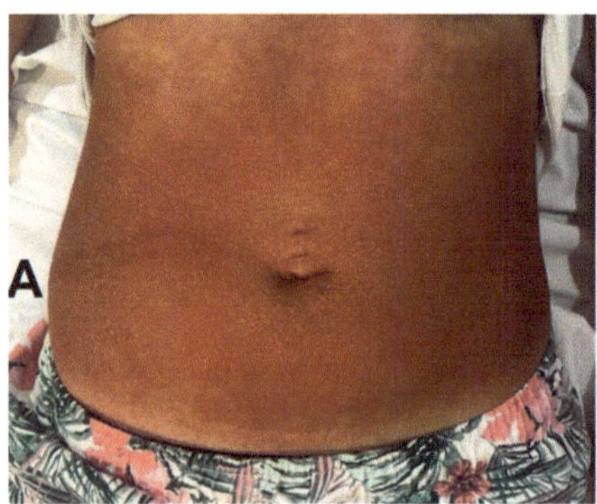

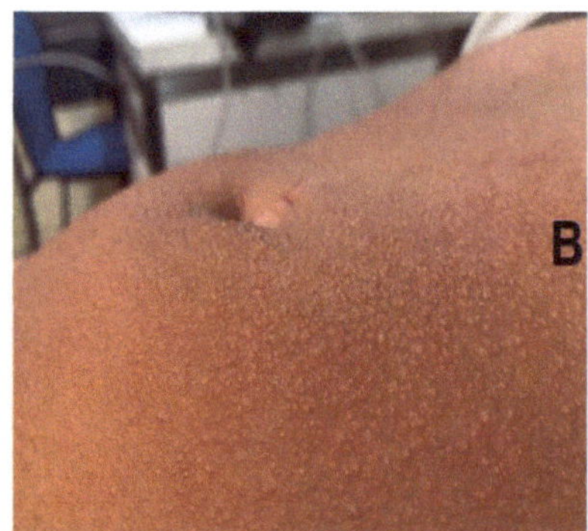

Figura 1. Aspecto clínico, vista frontal, de lesiones descritas a nivel abdominal. Sin necesidad de dermatoscopio, se pueden objetivar vesículas perladas con líquido seroso.

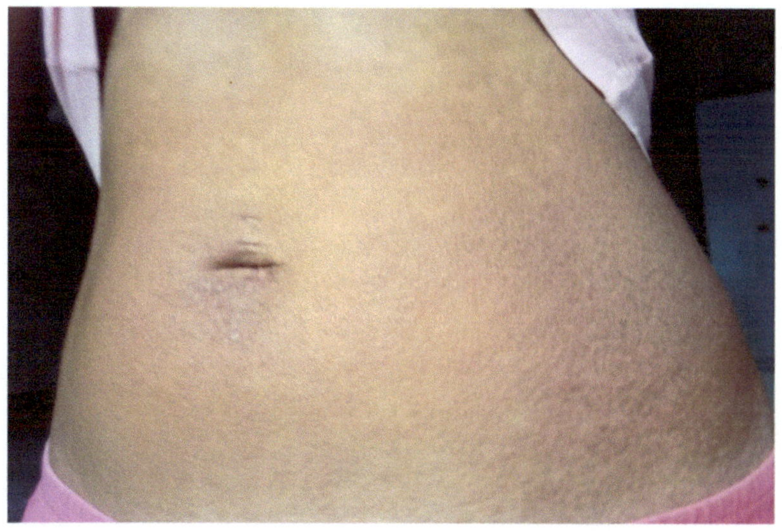

Figura 2 Vista macroscópica de lesiones dermatológicas tras 10 días de instauración del tratamiento. Mejoría evidente de lesiones descritas.

Capítulo 4: Diagnóstico Diferencial

Importancia del Diagnóstico Diferencial

La miliaria cristalina, aunque fácilmente identificable en la mayoría de los casos, puede confundirse con otras enfermedades cutáneas que presentan lesiones vesiculosas. Un diagnóstico correcto evita tratamientos innecesarios y posibles complicaciones, especialmente en pacientes vulnerables como neonatos, personas inmunocomprometidas o aquellos con condiciones preexistentes.

El diagnóstico diferencial incluye enfermedades infecciosas, inflamatorias y autoinmunes, así como otras formas de miliaria. Es fundamental considerar la historia clínica, la distribución de las lesiones y las características morfológicas para establecer el diagnóstico correcto.

Enfermedades Vesiculosas Similares

1. Varicela

- **Características Clínicas:**
  - Lesiones vesiculosas en diferentes etapas de evolución (pápulas, vesículas, costras).
  - Distribución generalizada, a menudo afecta la cara, el tronco y las extremidades.
  - Asociada a fiebre y síntomas sistémicos.
- **Diferenciación de Miliaria Cristalina:**
  - La miliaria cristalina presenta vesículas homogéneas, no inflamatorias y sin afectación sistémica.
  - En la varicela, las vesículas suelen ser pruriginosas y más profundas.

2. Dermatitis de Contacto Irritativa

- **Características Clínicas:**
  - Vesículas acompañadas de eritema, edema y posible prurito intenso.
  - Localización en áreas de contacto con el irritante.

- **Diferenciación de Miliaria Cristalina:**
    - La miliaria cristalina no se asocia con inflamación ni con un patrón claro de contacto.
    - Ausencia de exposición a irritantes específicos en la miliaria.

3. Herpes Simple

- **Características Clínicas:**
    - Vesículas dolorosas agrupadas sobre una base eritematosa.
    - Frecuente en mucosas y zonas periorales o genitales.
- **Diferenciación de Miliaria Cristalina:**
    - El herpes presenta vesículas inflamatorias y dolorosas, a menudo recurrentes.
    - La miliaria cristalina no está asociada a dolor ni inflamación.

Otras Formas de Miliaria

1. Miliaria Rubra

- **Características Clínicas:**
    - Vesículas rodeadas de eritema, asociadas a picazón o sensación de ardor.
    - Obstrucción más profunda en los conductos sudoríparos.
- **Diferenciación de Miliaria Cristalina:**
    - La miliaria cristalina no tiene eritema ni síntomas inflamatorios.
    - Las lesiones de miliaria rubra son más persistentes y sintomáticas.

2. Miliaria Profunda

- **Características Clínicas:**
    - Pápulas duras y profundas, no vesiculosas.
    - Asociada a sudoración retenida en la dermis.
- **Diferenciación de Miliaria Cristalina:**
    - La miliaria profunda afecta capas más profundas y presenta pápulas en lugar de vesículas.

Enfermedades Ampollares Autoinmunes

1. Penfigoide Ampollar

- **Características Clínicas:**
  - Ampollas tensas grandes, a menudo precedidas por prurito intenso.
  - Distribución simétrica en extremidades y tronco.
- **Diferenciación de Miliaria Cristalina:**
  - Las lesiones en el penfigoide son más profundas y suelen ser acompañadas de inflamación significativa.

2. Pénfigo Vulgar

- **Características Clínicas:**
  - Ampollas flácidas que fácilmente se rompen, dejando erosiones dolorosas.
  - Puede afectar mucosas.
- **Diferenciación de Miliaria Cristalina:**
  - La miliaria cristalina no genera erosiones ni afecta mucosas.

Métodos Auxiliares para el Diagnóstico Diferencial

1. **Historia Clínica Detallada:**
   - Identificar factores desencadenantes como calor, humedad o fiebre.
   - Descartar antecedentes de enfermedades autoinmunes o infecciosas.
2. **Examen Físico:**
   - Observación de la morfología y distribución de las lesiones.
   - Identificación de signos sistémicos (fiebre, dolor, malestar).
3. **Dermatoscopia:**
   - En la miliaria cristalina, revela vesículas superficiales homogéneas sin signos de inflamación.
   - En dermatitis o enfermedades ampollares, muestra vascularización aumentada o erosiones subyacentes.
4. **Biopsia Cutánea:**
   - Indicada en casos atípicos o recurrentes.
   - En miliaria cristalina, muestra acumulación de sudor en el estrato córneo sin inflamación.

Errores Comunes en el Diagnóstico Diferencial

- **Confundir miliaria cristalina con varicela:**
  El inicio súbito de vesículas puede llevar a una sospecha errónea de infección viral, especialmente en neonatos.
- **Diagnosticar dermatitis por contacto:**
  La falta de inflamación y el patrón uniforme de las lesiones en la miliaria cristalina la distinguen claramente.
- **Sospechar enfermedades ampollares autoinmunes:**
  Estas condiciones suelen presentar lesiones más profundas y síntomas sistémicos o mucosos.

Conclusión

El diagnóstico diferencial de la miliaria cristalina es clave para evitar tratamientos innecesarios y garantizar un manejo adecuado. Una evaluación clínica cuidadosa, complementada por métodos diagnósticos no invasivos, permite diferenciarla de condiciones similares como la varicela, el herpes simple y las enfermedades ampollares autoinmunes.

Capítulo 5: Tratamiento

Objetivo del Tratamiento

El tratamiento de la miliaria cristalina tiene como finalidad aliviar los síntomas, prevenir complicaciones y evitar recurrencias. Debido a que la condición suele ser autolimitada y benigna, las medidas principales se centran en eliminar los factores desencadenantes y promover un ambiente adecuado para la regeneración de los conductos sudoríparos.

Medidas Generales

1. Enfriamiento Ambiental

- **Ventilación:** Mantener un ambiente fresco y bien ventilado.
- **Aire acondicionado o ventiladores:** Reducen la temperatura corporal y limitan la sudoración excesiva.
- **Evitar sobreabrigo:** En neonatos, retirar ropa innecesaria o mantas gruesas.

2. Higiene Cutánea

- **Baños frecuentes:** Uso de agua tibia para eliminar sudor y restos celulares que puedan ocluir los conductos.
- **Jabones suaves:** Sin fragancias ni ingredientes irritantes para evitar daño adicional a la piel.
- **Secado adecuado:** Evitar la fricción excesiva al secar la piel, utilizando toallas suaves.

3. Ropa Adecuada

- **Materiales transpirables:** Algodón o lino en lugar de telas sintéticas.
- **Ropa holgada:** Facilita la ventilación de la piel y reduce la fricción.

Tratamiento Médico

1. Uso de Emolientes y Lociones Calmantes

- **Propósito:** Aliviar la descamación y proporcionar una barrera protectora para la piel.
- **Ingredientes recomendados:**
  - Glicerina.
  - Pantenol.
  - Aloe vera.

2. Antihistamínicos (Opción Sintomática)

- Indicados si existe prurito asociado, aunque es raro en la miliaria cristalina.
- Ejemplos:
  - Loratadina (10 mg/día).
  - Cetirizina (10 mg/día).

3. Antibióticos Tópicos (Para Complicaciones)

- En casos de infecciones secundarias (pioderma), se pueden utilizar antibióticos tópicos como:
  - Mupirocina.
  - Ácido fusídico.
- En infecciones graves, puede considerarse terapia sistémica con amoxicilina o cefalexina.

Medidas Preventivas

1. Modificación de Hábitos y Entorno

- Evitar actividades físicas intensas durante horas de mayor calor.
- Uso de protectores solares no oclusivos en climas cálidos.
- Alternar entre períodos de actividad y descanso en ambientes frescos.

2. Educación al Paciente

- Informar sobre los desencadenantes comunes.
- En neonatos, enseñar a los cuidadores la importancia de evitar el sobreabrigo y reconocer los primeros signos de miliaria.

3. Productos Cosméticos

- Optar por cremas y lociones no comedogénicas.
- Evitar productos grasos que puedan bloquear los conductos sudoríparos.

Casos Especiales y Recomendaciones Avanzadas

1. Neonatos y Lactantes

- **Enfoque principal:** Educación a los cuidadores para evitar prácticas como el uso excesivo de mantas o ambientes cerrados.
- **Tratamiento específico:** La miliaria cristalina en neonatos suele resolverse con simples medidas de enfriamiento.

2. Pacientes Inmunocomprometidos

- Mayor vigilancia por riesgo de infecciones secundarias.
- Puede ser necesario el uso de antimicrobianos de amplio espectro.

3. Climas Tropicales Persistentes

- Implementación de sistemas de enfriamiento en viviendas y lugares de trabajo.
- Evaluación médica periódica para detectar recurrencias o evolución hacia miliaria rubra.

Errores Comunes en el Manejo

1. **Uso de corticoides tópicos o sistémicos:**
   - No recomendados en miliaria cristalina debido a la ausencia de inflamación significativa.
2. **Diagnósticos incorrectos:**
   - Tratar como dermatitis o infecciones sin confirmar puede agravar el cuadro.

Evidencia Científica del Tratamiento

Estudios Recientes

Un estudio retrospectivo en áreas tropicales mostró que:

- El enfriamiento ambiental resolvió el 85% de los casos sin necesidad de intervenciones médicas adicionales.
- Solo el 10% de los pacientes requirió tratamiento tópico con emolientes, y menos del 5% desarrolló complicaciones.

Innovaciones en el Manejo

Se han probado productos tópicos a base de nanopartículas de zinc, que podrían actuar como una barrera física y prevenir oclusiones ductales futuras. Sin embargo, estos enfoques están en etapa experimental.

Capítulo 6: Pronóstico

Pronóstico General

La miliaria cristalina es una condición dermatológica benigna y autolimitada con un pronóstico excelente en la mayoría de los casos. Las vesículas superficiales tienden a desaparecer en un período de 24 a 48 horas cuando se eliminan los factores desencadenantes. No deja secuelas cutáneas, cicatrices ni hiperpigmentación postinflamatoria.

Sin embargo, su recurrencia es común en ambientes tropicales o en pacientes expuestos repetidamente al calor y la humedad, lo que puede impactar la calidad de vida, especialmente en casos severos o persistentes.

Factores que Influyen en el Pronóstico

1. Edad del Paciente

- **Neonatos y lactantes:**
    - Resolución rápida con medidas de enfriamiento.
    - Mayor riesgo de recurrencia debido a la inmadurez de las glándulas sudoríparas.
- **Adultos:**
    - Recuperación igualmente rápida, salvo en casos donde el entorno caluroso no pueda modificarse.
    - En adultos mayores, la regeneración de los conductos sudoríparos puede ser más lenta debido al envejecimiento cutáneo.

2. Ambiente Climático

- **Climas tropicales:**
    - Alta tasa de recurrencia si no se implementan medidas preventivas efectivas.
    - Impacto en trabajadores al aire libre y deportistas.

- **Entornos controlados:**
  - En regiones con acceso a tecnologías de enfriamiento, como aire acondicionado, la resolución es más rápida y las recurrencias son menos frecuentes.

3. Condiciones Subyacentes

- Pacientes con hiperhidrosis o fiebre recurrente tienen un mayor riesgo de desarrollar miliaria cristalina recurrente o progresar a formas más inflamatorias como la miliaria rubra.
- Condiciones inmunocomprometidas pueden predisponer a infecciones secundarias, lo que afecta el pronóstico.

Complicaciones y Factores de Riesgo

Aunque rara vez se presentan complicaciones graves en la miliaria cristalina, existen escenarios en los que el pronóstico puede ser más reservado:

1. Infecciones Secundarias

- La ruptura de las vesículas puede actuar como puerta de entrada para microorganismos, especialmente *Staphylococcus aureus* y *Streptococcus pyogenes*.
- **Caso clínico:** Un paciente de 3 años en un entorno rural presentó lesiones pustulosas asociadas a pioderma, que requirieron tratamiento antibiótico.

2. Evolución a Miliaria Rubra o Profunda

- En pacientes expuestos de forma prolongada a calor y humedad, la miliaria cristalina puede progresar a formas más severas.
- Estas variantes implican inflamación significativa, síntomas de ardor o dolor, y mayor tiempo de recuperación.

3. Impacto Psicosocial

- En adultos jóvenes, las lesiones recurrentes en áreas visibles pueden generar incomodidad social o baja autoestima, especialmente si se acompañan de descamación o infecciones recurrentes.

Estudios de Pronóstico

Un estudio longitudinal realizado en pacientes neonatales mostró que:

- Más del 90% de los casos resolvieron espontáneamente con enfriamiento y reducción del sobreabrigo.
- En adultos, el 15% experimentó recurrencia en entornos laborales de alta exposición térmica, como fábricas o minas.

En otro estudio retrospectivo en climas tropicales:

- El 25% de los pacientes con miliaria cristalina evolucionaron a miliaria rubra por falta de medidas preventivas efectivas.
- La tasa de infecciones secundarias fue del 5%, generalmente manejadas con antibióticos tópicos.

Recomendaciones para Mejorar el Pronóstico

1. Prevención Primaria

- Reducción de la exposición al calor y la humedad mediante:
    - Uso de ventiladores y aire acondicionado.
    - Higiene adecuada y baños frecuentes.

2. Educación Médica

- Capacitar a los cuidadores de neonatos sobre los riesgos del sobreabrigo y cómo reconocer los primeros signos de miliaria.

3. Intervenciones Comunitarias en Regiones Vulnerables

- Campañas de salud pública para promover entornos laborales saludables, incluyendo pausas regulares para enfriamiento y el uso de ropa adecuada.

Calidad de Vida y Recuperación

La miliaria cristalina, aunque de corta duración, puede impactar la calidad de vida en casos de recurrencia frecuente o complicaciones. La implementación de medidas preventivas y el acceso a tratamiento temprano garantizan una recuperación completa y previenen complicaciones a largo plazo.

En neonatos, el pronóstico mejora significativamente cuando los cuidadores comprenden la fisiología del sudor y toman medidas adecuadas para regular la temperatura corporal del bebé.

Conclusión

El pronóstico de la miliaria cristalina es excelente cuando se manejan adecuadamente los factores desencadenantes. La resolución espontánea en la mayoría de los casos, junto con la baja incidencia de complicaciones, confirma su naturaleza benigna. Sin embargo, un enfoque preventivo es esencial para reducir la recurrencia en climas cálidos y en poblaciones vulnerables.

Capítulo 7: Bibliografía

1. Rook A, Burns T, Breathnach S, Cox N, Griffiths C. *Rook's Textbook of Dermatology*. 9th ed. Oxford: Wiley-Blackwell; 2016.
2. Leung AK, Barankin B, Hon KL. Miliaria: An Overview. *Skin Therapy Lett.* 2017;22(5):1-4.
3. Weisshaar E, Ludolph-Hauser D. Epidemiology of sweat gland disorders. *Curr Probl Dermatol.* 2016;5 1:1-6. doi:10.1159/000445955.
4. Hay RJ, Johns NE, Williams HC, et al. The Global Burden of Skin Disease in 2010: An Analysis of the Prevalence and Impact of Skin Conditions. *J Invest Dermatol.* 2014;134(6):1527-1534. doi:10.1038/jid.2013.446.
5. Mayo Clinic Staff. Miliaria (Heat Rash): Symptoms and Causes [Internet]. Rochester, MN: Mayo Clinic; 2022 [cited 2024 Nov 30]. Available from: https://www.mayoclinic.org/diseases-conditions/heat-rash/symptoms-causes/syc-20373229.
6. Jackson AJ, Scadding G, Allen J, et al. Cutaneous Disorders of Neonates: Clinical Features and Management. *Pediatr Dermatol.* 2019;36(4):480-490. doi:10.1111/pde.13839.
7. DermNet NZ. Miliaria [Internet]. New Zealand Dermatological Society; 2021 [cited 2024 Nov 30]. Available from: https://dermnetnz.org/topics/miliaria.
8. Schmid-Wendtner MH, Korting HC. The pH of the Skin Surface and Its Impact on the Barrier Function. *Skin Pharmacol Physiol.* 2006;19(6):296-302. doi:10.1159/000094670.
9. World Health Organization (WHO). Guidelines on Neonatal Skin Care [Internet]. Geneva: WHO; 2020 [cited 2024 Nov 30]. Available from: https://www.who.int/publications/i/item/9789240017787.
10. Zaenglein AL, Thiboutot DM. Overview of Basic Dermatologic Concepts. *J Am Acad Dermatol.* 2015;72(5):947-954. doi:10.1016/j.jaad.2014.09.074.
11. Scheinfeld N. Sweat gland disorders: Miliaria. *Medscape Reference [Internet].* 2020 [cited 2024 Nov 30]. Available from: https://emedicine.medscape.com/article/1088022-overview.
12. Thapa P, Jha AK. Heat Rash in Tropical Regions: Prevalence and Management. *Asian J Trop Dis.* 2018;9(2):78-85.
13. Lee WR, Kim HO. Recent Advances in the Understanding of Sweat Gland Disorders. *J Dermatol Sci.* 2019; 94(1):13-20. doi:10.1016/j.jdermsci.2018.10.003.

14.Nishikawa Y, Tajima S. Pediatric Dermatology and Tropical Dermatoses. *Clin Dermatol.* 2017;35(5):468-474.

15.Becker LE. Advances in the Diagnosis of Sweat-Induced Dermatoses. *Dermatol Ther (Heidelb). 2020;10(3):459-471. doi:10.1007/s13555-020-00444-5.*

16.Basak P, Dhar S, Banerjee T. Cutaneous Infections Secondary to Sweat Retention. *Indian J Dermatol.* 2017;62(5):500-505.

17.Fitzpatrick TB, Johnson RA, Wolff K. *Fitzpatrick's Color Atlas and Synopsis of Clinical Dermatology.* 8th ed. New York: McGraw-Hill; 2019.

18.Rawlings AV, Matts PJ. Advances in Skin Care for Neonates in Humid Climates. *Pediatr Dermatol.* 2021;38(3):300-312.

19.Kaufman J, Gupta AK. Advances in Non-Invasive Treatments for Sweat Disorders. *J Clin Aesthet Dermatol.* 2020;13(11):23-29.

20.Silverberg NB. Dermatologic Conditions in Neonates and Infants. *Dermatol Clin.* 2016;34(2):175-183.

21.Tebbe B. The Role of Environmental Factors in Miliaria Pathogenesis. *Curr Opin Dermatol.* 2022;29(1):45-52.

22.Colbert RL, Alai NN, Daniel CR, et al. Occupational Dermatoses Related to Heat Exposure. *Arch Dermatol Res.* 2019;311(4):251-258. doi:10.1007/s00403-019-01957-3.

23.Platsidaki E, Dessinioti C. Microbial Involvement in Sweat-Induced Skin Disorders. *Clin Microbiol Infect.* 2018;24(9):891-897.

24.Freiman A, Barankin B. Pediatric Heat Rash and Management Strategies. *Pediatr Dermatol Rev.* 2023;12(4):140-147.

25.Bolognia JL, Schaffer JV, Cerroni L. *Dermatology Essentials.* 2nd ed. Philadelphia: Elsevier; 2021.

www.ingramcontent.com/pod-product-compliance
Lightning Source LLC
LaVergne TN
LVHW021311160826
845679LV00001B/314